Deleau

Te70
36

EXAMEN CHIRURGICAL

DES SOURDS-MUETS

DU DÉPARTEMENT D'EURE-ET-LOIR,

ET REMARQUES

Sur le développement de l'ouïe et de la parole

CHEZ UNE JEUNE FILLE DE 11 ANS.

RAPPORT

A M. LE PRÉFET ET A MM. LES MEMBRES DU CONSEIL GÉNÉRAL DE CE DÉPARTEMENT,

PAR LE DOCTEUR DELEAU JEUNE,

Membre de l'Académie royale de médecine de Madrid, de la Société royale de médecine de Bordeaux, de Châlons, d'Evreux, de la Société des Sciences de Metz, d'Émulation de Cambray, de Statistique de Marseille, Philomatique de Verdun, membre de la Légion-d'Honneur, lauréat de l'Académie des sciences, etc.

PARIS.

Chez G. BAILLIÈRE, rue de l'École-de-Médecine, 17;

Et chez l'Auteur, rue de Seine-Saint-Germain, 6.

1843.

EXAMEN CHIRURGICAL

DES SOURDS-MUETS

DU DÉPARTEMENT D'EURE-ET-LOIR,

ET REMARQUES

Sur le développement de l'ouïe et de la parole

CHEZ UNE JEUNE FILLE DE 11 ANS.

———————

RAPPORT

A M. le Préfet et à MM. les Membres du Conseil général

DE CE DÉPARTEMENT,

PAR LE DOCTEUR DELEAU JEUNE.

———————

Les sourds-muets, considérés comme des êtres imperfectibles, séparés les uns des autres, abandonnés à leur instinct, n'ont, pendant des siècles, ni fixé l'attention de leurs familles, ni attiré les soins des savants, et les bienfaits de la chirurgie leur avaient été refusés.

Ce fut l'instruction qui, la première, vint soulager les maux de ces infortunés. Les efforts de la nature firent soupçonner, quelques siècles plus tard, que l'art chirurgical pouvait venir à leur secours ; ce fut l'*époque de l'attention,* qui précède celle de l'*observation.* Cette époque, dans les sciences et dans les arts, est *celle de la nature bienfaisante,* on pourrait même dire celle de la DIVINITÉ qui pourvoit, selon les hommes superstitieux, à l'acquisition de nos connaissances et à la guérison de nos infirmités.

Bientôt l'empirisme apparut : ce fut l'*époque des premiers efforts de l'homme ignorant,* mais qui déjà prévoit l'utilité de ses essais. Cette époque fut bien longue pour les sourds-muets ! leur sensibilité physique fut trop mise à l'épreuve ! Durant des siècles on ne put en accuser que l'impuissance de l'art ; mais aujourd'hui (car il faut l'avouer) le blâme retombe sur des hommes qui, par ignorance ou par paresse, reculent encore l'époque de *certitude* dans le diagnostic et dans le traitement chirurgical de la surdi-mutité.

Ces assertions seront démontrées par la lecture de ce Rapport.

En l'an 1702, la ville de Chartres a fourni l'exemple d'une surdi-mutité guérie par les seuls efforts de la nature. Ce fut un chirurgien de cette ville, Félibier, qui communiqua l'observation à l'Académie des sciences de Paris ; elle fut très-incomplètement recueillie, comme on doit bien le penser, car à cette époque la chirurgie auriculaire n'avait fait aucun progrès ; l'ouvrage de Leschevin n'avait pas encore paru, et celui de Duverney était peu connu. Au surplus, Félibier n'eut recueilli aucun fruit de la lecture de ces deux ouvrages où il n'est pas question de la surdi-mutité.

Ce fait occupa plutôt les théologiens que les médecins, car après quelques mois d'étude de la parole, que ce jeune homme fit, dit-on, en silence et à l'insu même de sa famille, il fut interrogé sur Dieu, sur l'âme, etc.

Voilà bien l'époque que nous avons nommée celle de la divinité, car cette guérison fut rangée parmi les miracles ; nous pensons qu'il en fut de même de celles que rapportent plusieurs auteurs, entre autres une relatée par le Bouvyer-Desmortiers avec lequel nous nou plaisons à répéter : « Que savons-nous s'il n'y a pas beaucoup « de guérisons de surdi-mutités qui ont échappé à notre connaissance, faute d'obser- « vateurs capables de nous les faire connaître ? Enfin si nous n'en voyons pas arriver « plus souvent, il s'en faut peut-être de bien peu. »

L'origine de l'époque des empiriques date probablement d'un fait assez curieux observé à Grenoble, par un médecin nommé Desgrands-Prés. Un jeune berger sourdmuet reçut à l'occiput un coup de bâton qui lui fractura l'os en plusieurs endroits. Toutefois cette plaie, traitée par un chirurgien, fut heureusement cicatrisée. A mesure que la guérison faisait des progrès, le sens auditif recouvrait l'exercice de ses fonctions, tellement que ce berger parvint à entendre et à parler.

Certes, il faut en convenir, ce fait était encourageant pour tenter la guérison d'individus atteints de surdi-mutité. En effet, c'est ce qui arriva : les exutoires, le dépouillement du cuir chevelu, le feu sous toutes les formes, les commotions électriques furent mis en usage sans distinction d'âge, de sexe, du degré d'ouïe qui restait encore à quelques sourds-muets, et surtout sans examen de l'organe auditif ; enfin l'empirisme non raisonné fut suivi jusqu'à nos jours, comme si nous étions encore à l'origine de la chirurgie ; et dans ces derniers temps n'a-t-on pas vu essayer les huiles, les teintures d'aconit et le magnétisme. Vous, messieurs les médecins de Chartres, qui avez assisté à l'emploi de nos moyens rationnels de diagnostic, ne seriez-vous pas indignés de voir sous vos yeux employer de tels arcanes !!

Répétons donc encore une fois ce que nous avons déjà tant répété depuis 1820, et décrivons nos procédés mis en œuvre devant tous les médecins qui ont assisté à nos opérations, et s'il en est quelques-uns qui, plus habiles que nous, ne partagent pas notre manière de voir, nous les invitons à nous faire connaître des procédés opératoires supérieurs aux nôtres et à fixer définitivement l'époque de certitude autant qu'elle peut exister en médecine ; autrement, nous serons en droit de les accuser de mauvaise foi, ou du moins, nous pourrons leur dire qu'ils sont peu jaloux de la prospérité de l'art qu'ils exercent.

Au mois de février 1837, d'après le rapport que vous fit M. Letellier, membré du Conseil général, des opérations et des succès que j'obtenais sur les sourds-muets, vous avez bien voulu, Messieurs, rassembler à Chartres ceux de ces sujets si intéressants de votre département que vous avez cru devoir être soumis à mon examen ; 68 se rendirent à votre invitation. M. de Saint-Aignan, préfet, M. Chasles, maire et député, M. Létellier, adjoint, plusieurs membres du Conseil général, et MM. Cosmès, Durand, Semen, Manoury, Greslou, Margayan et Lelong, médecins, étaient présents. Pour encourager les infirmes effrayés et leurs parents craintifs, le doyen des médecins, M. Cosmès, malgré son âge avancé, voulut, le premier, se prêter au cathétérisme de la trompe d'Eustachi. A son exemple, les sourds-muets se soumirent sans résistance aucune.

Maître désormais de leur état moral, nous les avons explorés avec le plus grand soin, et d'après les connaissances acquises de l'état des oreilles moyennes, nous les avons classés comme il suit :

RÉSUMÉ DES OBSERVATIONS
DE M. DELEAU JEUNE,
Par M. DURAND, Médecin à Chartres.

NATURE des INFIRMITÉS.	TRAITABLES. NUMÉROS correspondants de l'état (1).	Nombre.	INCURABLES. NUMÉROS correspondants de l'état.	Nombre.	A OBSERVER DE NOUVEAU. NUMÉROS correspondants de l'état.	Nombre.	TOTAUX.
Sourds.	4.15.17.18 19. 50.57.71 (1).	8	16.21 22.35 36 48. 49 54.58.63	10			18
Idiots et paralysés.			13.34.59.67 68.	5			5
Sourds et muets (frères et sœurs).	42.	1	6.7.23.24.25.26. 27.29.30 32.33 41.64.65.69 70.	16			17
Sourds et muets âgés de plus de 12 ans.	61.	1	3.9.14.38.45.51. 60.	7			8
Sourds et muets âgés de moins de 12 ans.	8 72.	2	5.31 39.40.44 46. 47 53.62.66.	10	1 2 20 40.52 55.56.	8	20
Totaux.		12		48		8	68

(1) Ces numéros correspondent à un état dressé par M. Deleau, dans lequel sont consignés : 1° le nom, l'âge, le sexe, la demeure des enfants, l'origine et les causes éloignées de la surdité ; 2° la cause prochaine et le degré de la cophose ; 3° la curabilité ou l'incurabilité de l'infirmité, etc.

Dix-huit individus n'étaient affectés que de surdité ou de lésions d'oreille accidentelles, nous ne nous en occuperons pas ; nous nous sommes borné à donner des consultations à huit qui étaient curables. Cinq enfants étaient muets par idiotisme, ils ne furent pas sondés.

Il y avait dix-huit sourds-muets, frères et sœurs. Marguerite Lefebvre, âgée de dix ans, a entendu après avoir été cathétérisée, elle était curable ; chez son frère, âgé de huit ans, la sonde n'a rencontré aucune lésion dans l'oreille moyenne : il était donc incurable. Voici encore deux autres exemples de frères sourds-muets atteints de différentes causes prochaines de surdité.

Louise Hérouard, qui n'était âgée que de vingt mois, était atteinte d'une tuméfaction des amygdales ; elle n'a pas été sondée à cause de son âge, il eût donc fallu l'examiner plus tard. Son frère avait le pharynx en bon état.

Marie Lecomte, âgée de cinq ans, n'entendait absolument rien, les trompes d'Eustachi étaient totalement fermées ; chez sa sœur, les conduits étaient libres.

Dans notre ouvrage sur la *Perforation de la membrane du tympan*, publié en 1822, nous avons déjà rapporté plusieurs faits semblables de surdi-mutités, dites de famille, qui offraient des causes prochaines différentes, les unes ayant leur siége dans l'oreille moyenne, et les autres dans le labyrinthe ou le cerveau.

Dans notre *Traité du cathétérisme de la trompe d'Eustachi*, on trouve aussi des observations analogues dans les surdités sans mutisme, dites héréditaires.

Nous passons aux sourds-muets âgés de plus de douze ans ; ils étaient au nombre de huit. Le nommé Bourdeau possédait assez d'ouïe pour recevoir une éducation auriculaire et orale, il n'avait que seize ans ; les caisses du tambour étaient engouées.

Les sept autres étaient âgés de vingt à vingt-huit ans ; notre examen n'a dû être que très-superficiel, car leur âge ne comportait plus une éducation orale.

Notre dernière classe comprenait les enfants âgés de moins de douze ans ; ceux-ci ont dû fixer plus particulièrement notre attention ; ils étaient au nombre de vingt. D'après l'état de l'oreille moyenne, nous en avons fait deux catégories : la première, composée de dix, n'offrait aucune chance de succès, excepté le nommé Beaugendre qui avait entendu jusqu'à l'âge de quatre ans : il devint sourd à la suite d'une fièvre cérébrale ; ses amygdales étaient hypertrophiées, les trompes rétrécies et les caisses engouées ; nous l'avons placé dans la catégorie des incurables, parce qu'après l'injection d'air qui est parvenue dans la caisse, il n'a donné aucun signe d'audition. Cependant, malgré la cause éloignée de la surdité, la cause prochaine indiquait un traitement explorateur.

Chez les neuf autres enfants de sa classe, la sonde et l'air circulaient facilement dans les caisses du tambour.

Après l'élimination que nous venons de faire, nous voilà enfin arrivé aux dix derniers sourds-muets qui nous ont offert l'intérêt le plus vif, ils nous fourniront aussi des réflexions plus étendues.

Stéphanie Poussin, âgée de dix ans, après avoir été sondée et injectée, a immédiatement entendu. Le lendemain, elle avait conservé l'ouïe qu'elle avait trouvée la veille, malgré l'engouement considérable des caisses du tambour et le rétrécissement des trompes d'Eustachi.

Les mêmes observations furent faites sur Célestine Haricot, qui venait d'atteindre sa onzième année ; ces deux jeunes filles, ainsi que Lefebvre qui a un frère sourd-muet et dont nous avons parlé, furent désignées de suite pour être traitées et instruites. Le département offrit aux parents de faire les frais de leur séjour à Paris. Malheureusement cette libéralité si honorable eut de la publicité. On écrivit de Paris aux parents que nous voulions faire des expériences sur leurs enfants. Lefebvre et Poussin, après avoir accepté les offres du département, y renoncèrent. Célestine Haricot nous fut seule envoyée.

Ne pouvant séjourner que deux jours à Chartres, et le département ne pouvant faire les frais que pour trois enfants, nous n'avons pas cru devoir sonder les trompes d'Eustachi des nommés Ruzé, Morisse et Prévost ; ils venaient seulement d'atteindre leur troisième année. On comprend très-bien qu'il faut captiver la confiance et se faire pour ainsi dire aimer de ces êtres craintifs ; c'est seulement alors qu'ils deviennent dociles ou plutôt moins criards ; nous les sondons très-bien à cet âge, mais le plus difficile, c'est pour entendre les bruits que l'air développe dans l'oreille moyenne. Ils avaient tous trois le pharynx rouge et tuméfié, et avaient été affectés de diverses maladies après les premiers mois de leur naissance.

Deux jours de cathétérisme furent insuffisants pour reconnaître l'état des caisses du tambour chez Hallouin, âgé de neuf ans, et chez Pavi qui avait atteint sa dixième année. Les trompes d'Eustachi étaient tellement rétrécies que l'indication était précise, un traitement de plusieurs mois devait être suivi, puisque ces cas de surdi-mutité sont les plus avantageux ; il est probable qu'à un âge moins avancé, ces conduits eussent été, en quelques semaines, pénétrés par la sonde. C'est ce qui arriva à la seconde séance chez Eugénie Godard et chez Isidor Boulanger, qui n'étaient âgés que de six ans. La résistance offerte à la sonde par le conduit guttural rétréci fut vaincue le second jour, et l'air injecté fit entendre l'engouement complet des caisses du tambour.

Nous n'entrerons pas dans d'autres détails sur le diagnostic des surdi-mutités que nous venons de passer en revue, nous renvoyons les lecteurs à notre *Traité des maladies de l'oreille moyenne* ; cependant nous ne pouvons nous abstenir de quelques réflexions générales que saisiront facilement les hommes de bonne foi qui désirent voir améliorer le sort de beaucoup de sourds-muets, sans que les incurables aient à souffrir de l'examen qu'on leur fait subir.

Certes, méthode de diagnostic chirurgical ne fut jamais plus rationnelle et plus innocente que la nôtre. Voilà cinquante personnes explorées en deux jours, et la crainte seule a fait verser quelques larmes aux plus jeunes. En était-il de même avant nous ? Lisons l'ouvrage de M. Itard, nous y verrons que jusqu'en 1825 cet honorable médecin n'avait pas exploré l'état de l'oreille moyenne des sourds-muets, quoique déjà, à cette époque, depuis six ans, nous en eussions proclamé la nécessité. Nous sommes convaincu que s'il eût connu et apprécié par expérience le cathétérisme avec les sondes flexibles et les douches d'air, il n'aurait pas écrit les phrases suivantes :

« Ce qui rend les traitements infructueux chez les sourds-muets, c'est qu'ils sont « presque tentés aveuglément par l'impossibilité où l'on est, dans la plupart des cas, « de constater la nature de la surdité. » (Itard, première édit., page 446, Pa-« ris, 1821).

« Pendant plusieurs années, j'ai cru, et mes premières ouvertures cadavériques

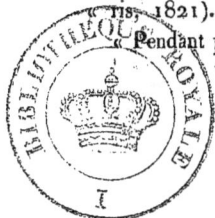

« semblaient me l'avoir démontré, que la surdi-mutité avait toujours pour cause la
« paralysie du nerf labyrinthique. » (Page 405), et page 407 il ajoute :

« Presque toujours la surdité de l'enfant tient à une paralysie, soit congéniale, soit
« acquise, de l'organe auditif. »

Si nos recherches sur les maladies de l'oreille n'eussent pas précédé la publica-
tion de l'ouvrage de M. Itard, de telles idées nous eussent jeté dans le découragement,
et, nous l'avouons, nous ne nous serions pas livré à l'étude des lésions de cet organe.

Établissons par de nouvelles citations notre priorité dans le traitement rationnel des
surdi-mutités.

« Dans les cophoses congéniales, je ne conseille pas de dédaigner les moyens empi-
« riques, et l'on est d'autant plus légitimement autorisé a y recourir, que la nature des
« lésions du sens auditif nous est plus profondément cachée. Convaincu de cette vérité
« que la médecine est avant tout l'art de guérir, j'ai recueilli et essayé les remèdes
« divers, les recettes même les plus absurdes en apparence. » (Itard. *Maladies de
l'oreille*, deuxième volume, première édition, page 148).

C'était en 1801 que l'auteur prescrivait les recettes du charlatan Félix Merle ; en
1805, il appliquait le feu ; en 1811, il pratiquait la perforation de la membrane tym-
panique ; en décembre 1815, seulement, il dit, page 181 :

« J'essayai d'injecter la trompe d'Eustachi dans les surdités accidentelles par les
« narines ; » et page 232 (il écrivait en 1821) :

« Il y a près de huit ans que j'ai tenté, pour la première fois, de sonder la
trompe. »

Enfin, ce n'est qu'en 1825, c'est-à-dire deux ans après le rapport sur nos travaux
fait à l'Institut par M. Percy, que l'honorable M. Itard fit des essais sur les sourds-
muets de l'institution de Paris.

M. Itard était de bonne foi, ce sont des amis maladroits qui l'ont engagé dans une
polémique qui a contribué à répandre notre mode de cathétériser l'oreille moyenne et
l'emploi de nos douches d'air dont ce médecin a lui-même fait usage pendant les der-
nières années de sa pratique ; il était trop judicieux pour ne pas adopter des moyens
rationnels de diagnostic et de traitement d'un organe qui jusque-là faisait le désespoir
des médecins.

HISTOIRE DE CÉLESTINE HARICOT,

Née à Logron (Eure-et-Loir).

Cette jeune fille était dans sa onzième année lorsqu'elle nous fut présentée. Elle
avait toujours joui d'une santé parfaite, jamais dans sa famille il n'y avait eu de
sourds-muets. Dès son bas âge, ses parents s'aperçurent qu'elle n'entendait que les
bruits intenses et les sons de voix aigus émis avec force. Elle grandit et n'apprit pas

à parler, quoiqu'élevée avec plusieurs frères et sœurs plus et moins âgés qu'elle. On lui fit peu de signes, ou plutôt on ne répondit pas à ce langage que ces enfants infirmes savent si bien inventer pour exprimer leurs besoins et manifester leurs volontés.

Nous ne pûmes rien recueillir sur la cause éloignée de la surdité. Elle ne se rapportait à aucune des maladies d'enfance dont elle avait été atteinte; son tempérament est plutôt sanguin que lymphatique.

La cause prochaine était, comme nous l'avons dit, une obstruction des trompes d'Eustachi et un engouement des caisses par rétrécissement organique; le diagnostic en fut établi dès le second jour de notre examen. Quant au pronostic, il réclamait, comme on doit bien le penser, une investigation plus approfondie; car, dans tous les cas, bien qu'on constate une lésion des conduits gutturaux, il faut en déterminer la nature, son étendue, ses complications, sa disposition pour ainsi dire à céder aux agents thérapeutiques, et enfin sa prédisposition aux récidives (1).

L'arrière-bouche de Célestine était habituellement rouge et tuméfiée; les amygdales, sans être très-développées, dépassaient de *beaucoup les piliers du voile du palais* et jouissaient d'une grande fermeté; la sécrétion des muqueuses buccales, qui est très-abondante chez les enfants lymphatiques affectés du même degré d'irritation, était chez elle ordinaire. Dans ces sortes d'inflammations sans sécrétion, qui se prolongent dans l'oreille moyenne, la résistance de tissu à l'élargissement provoqué par les sondes est toujours bien plus grande que lorsqu'il y a sécrétion, les bons effets des douches d'air sont moins durables et les rechutes sont plus fréquentes.

C'est ce qui est arrivé plusieurs fois dans le cours du traitement de Célestine. Pendant les premiers mois de traitement, si après des efforts réitérés nous parvenions à établir un courant d'air dans toute l'oreille moyenne, il survenait un rhume léger, ou si le sang se portait à la tête par suite de contrariétés auxquelles les sourds-muets sont très-disposés, de suite les trompes se rétrécissaient de nouveau, et la diminution de la finesse de l'ouïe en était la conséquence. Voilà bien la preuve que l'organisme n'est qu'un tout, un ensemble mis en mouvement dans toutes ses parties par des actions synergiques qu'il faut prendre en considération dans les traitements des organes qui semblent les moins liés au reste de l'économie; ainsi, dans les affections des organes de l'ouïe le traitement doit être dirigé comme dans toutes les maladies des autres organes, c'est-à-dire que ce traitement est du ressort de la médecine et de la chirurgie. Le praticien spécial doit donc posséder toutes les connaissances qu'exige l'art de guérir. Cette vérité incontestable peut-elle être mise en doute, dans les cas de surdi-mutité, quand on a médité sur des affections qui datent de la naissance, qui subsistent depuis plusieurs années et qui ont résisté aux grands efforts de la nature, si puissants dans les révolutions organiques opérées par l'âge, par l'exercice actif des enfants, par les soins hygiéniques et par les perturbations si prononcées de tout l'organisme, effets de la dentition, des éruptions cutanées, etc.

Ne nous abusons donc pas; ne croyons pas aveuglément à une si grande puissance de notre art, parce que quelques cas exceptionnels se rencontrent parfois dans la pratique; ne recherchons pas ces guérisons instantanées : il n'y a que le charlatan qui les

(1) Voyez notre traité intitulé *Recherches pratiques sur les maladies de l'oreille moyenne et sur le développement de l'ouïe et de la parole chez les Sourds-Muets.*

promette; l'homme sage et réfléchi ne s'arrête pas à ces exceptions; il recherche la loi générale, la loi du possible, la loi que lui indiquent ses profondes connaissances d'anatomie et de physiologie pathologiques. En effet, messieurs, qu'est-ce qu'un tissu affecté chroniquement? Pour ne pas sortir de notre sujet, prenons pour exemple la muqueuse pharyngienne de notre jeune sourde-muette, suivons-la dans tous ses replis, dans ses conformations diverses, dans ses rapports avec les tissus sous-jacents, dans les fonctions des organes qui l'avoisinent et dans ses contacts avec les corps qui servent à la respiration et à la nutrition, et bientôt nous saurons quelle est la puissance et la limite de nos efforts.

Bien que chez le plus grand nombre des individus on trouve la muqueuse pharyngienne rouge, il n'en est pas moins vrai que dans l'état normal elle est et elle doit être blanche et parsemée seulement de quelques stries de capillaires sanguins. Lorsqu'elle jouit de cette couleur, elle est fine, lisse, et les piliers du voile du palais sont parfaitement détachés et possèdent une souplesse remarquable. Chez notre jeune muette, cette membrane était rouge dans toutes ses parties; sa tuméfaction, son engorgement se manifestaient par sa rugosité. Les piliers du voile du palais se remarquaient à peine; ils paraissaient au niveau des parties voisines; leurs centres, qui doivent offrir un espace vide, étaient occupés par les amygdales hypertrophiées.

Dans les narines, cette membrane, qui prend le nom de pituitaire, était gênée dans ses fonctions par l'enfoncement des os propres du nez, au point de mettre obstacle à l'excrétion des mucosités et à la libre circulation de l'air pendant l'inspiration, circonstance qui forçait la malade de respirer par la bouche. Pendant le sommeil, cet acte anormal entretenait toujours l'isthme du gosier dans un état d'irritation continuel par l'air froid et humide qui frappait immédiatement ces arrière-parties de la bouche et par la sécheresse qui en résultait.

Voyons maintenant les modifications qu'elle subit dans l'oreille moyenne. Ici, la vue ne peut rien nous apprendre, c'est par le tact que l'on peut reconnaître son état sain ou morbide. J'ai démontré que lorsque la trompe d'Eustachi est saine on peut la pénétrer, dans les deux tiers internes de son étendue, par une sonde de gomme élastique flexible. On explore son tiers externe et l'intérieur de la caisse par une injection d'air poussée à l'aide de cette sonde. Chez l'enfant qui nous occupe, le bec de la sonde, introduit à deux lignes, éprouvait de la résistance et n'arrivait à une, deux et trois lignes plus loin, que par des efforts réitérés et adroitement combinés. L'air lui-même ne frappait la caisse que par des efforts exercés sur le soufflet auriculaire, et cependant ménagés, afin de ne produire aucun accident. Ces expériences prouvaient que cette portion de membrane muqueuse participait à l'état maladif de celle qui tapisse toute l'arrière-bouche; le bruit muqueux de la trompe et de la caisse confirmait ce diagnostic.

D'après ces connaissances, on comprend déjà quel est le traitement que nous avons mis en œuvre; il a consisté en moyens locaux ou directs, tels que la résection des amygdales, les cautérisations, et le cathétérisme des trompes secondé des injections et des douches d'air. Il a fallu plusieurs mois pour arriver à la partie osseuse de la trompe. Nous avons vu rarement des rétrécissements aussi tenaces et sujets à autant de rechutes produites par l'humidité et par les rhumes. Quelques jours suffisaient pour détruire le bien que nous avions obtenu avec tant de peines et de patience. Nous ne négligions cependant pas les remèdes dérivatifs et révulsifs; nous administrions des purgatifs, nous appliquions des exutoires, et enfin les moyens hygiéniques étaient prescrits et exécutés ponctuellement.

Malgré tous ces soins, nous remarquions toujours une prédisposition à l'afflux du sang vers la tête; cette prédisposition avait non-seulement pour effet d'obstruer l'oreille interne, elle déterminait aussi de l'irritabilité cérébrale, nuisible à l'instruction.

L'ouïe, mesurée à l'aide d'une montre ordinaire et par les sons élémentaire de la parole, était variable et toujours en rapport avec l'état morbide de l'oreille moyenne, ce qui expliquait le peu de mémoire de notre élève pour les mots même les plus usuels, car on comprend très-bien quels effets d'intelligence il faut chez une personne qui n'a jamais entendu pour reconnaître les mêmes sons perçus avec plus ou moins d'intensité et doués d'un timbre variable; voilà la principale cause qui retarde les progrès de la parole chez les sourds-muets en traitement, quoique déjà ils aient obtenu une ouïe fine pour la perception des bruits. En effet, supposons qu'on fasse entendre à ces enfants la phrase suivante dont la valeur représentative leur sera inconnue : *voilà une cheminée élevée*. Ils ne pourront la répéter qu'autant qu'ils en percevront tous les éléments ; ceux qui auront échappé à l'ouïe, ne pourront être par la pensée rétablis dans le mot et dans le membre de phrase où nous les rétablissons si bien sans les avoir entendus. Ainsi, qu'on nous adresse cette phrase, et que, soit par l'éloignement de notre interlocuteur, soit par sa mauvaise prononciation, nous entendions : *volà une seminée levée*; nous comprendrons, sans le moindre effort d'attention, presque instinctivement, qu'on nous dit : *voilà une cheminée élevée*. Mais celui qui ne connaît pas notre langue, concentre toute son attention sur les sons et néglige le sens de la phrase. Les difficultés pour la compréhension du langage seront encore augmentées par les variations d'ouïe dans le cours d'un traitement.

Voyons quelles ont été ces variations chez Célestine, et faisons connaître le meilleur mode pour les apprécier.

Il est bien entendu qu'on ne peut mesurer l'ouïe par la parole chez une personne qui recouvre ce sens, pas plus qu'on ne peut le faire en parlant français à un étranger qui ne connaît pas cette langue.

Le peut-on par des bruits plus ou moins éloignés de l'oreille? Oui, pour une oreille parfaitement saine; non, pour cet organe à l'état maladif, car nous observons tous les jours des personnes sourdes qui le sont peu pour l'audition des bruits et qui perçoivent difficilement des sons; d'autres fois le contraire a lieu; c'est ce qui arrive, par exemple, dans l'obstruction cérumineuse du conduit auditif.

Pour plus d'exactitude dans ces expériences, nous possédons un instrument de notre invention qui donne à volonté, à l'aide de lames élastiques, des bruits et des sons qui résultent de la même force vive qui les met en mouvement.

Mais laissons là ces instruments, servons-nous de celui que la nature nous a donné, lui seul peut être employé avec un succès complet, puisqu'il conduit au développement de la faculté de parler. C'est dans les éléments simples de la parole que nous trouverons le meilleur guide pour la connaissance de l'état de l'ouïe. Ces éléments se composent de sons de différente nature et de bruits très-variés. Le même organe, la bouche, donne encore des éléments qui résultent de la combinaison de sons et de bruits, et qui cependant sont simples parce qu'ils sont le produit d'une seule émission (1).

Pour l'examen complet de l'ouïe, il faut parmi ces sons, ces bruits et ces sons-bruits, prendre les plus faibles, et alors si l'oreille les perçoit, il sera évident que cet organe percevra les plus intenses; cette oreille que l'on expérimentera de la sorte sera donc apte à l'audition de la parole sans le secours des organes de la vue et du toucher.

Ces trois éléments sont les finales de ces trois mots : *alsa–ce* (prononcez *alsa–s*), *bont–é*, *vézeli–ze*, (ne faites pas entendre l'e muet). Lorsque Célestine n'entendait pas ces éléments, c'était après des rhumes, des céphalalgies, des contrariétés; et pendant les saisons pluvieuses.

Mais, nous dira-t-on, on pourrait arriver au même but, c'est-à-dire mesurer l'ouïe, par la prononciation des mots ? Non, car, encore une fois, pour répéter un mot il faut savoir le prononcer et en connaître la valeur, et quand on a acquis cette connaissance, on peut, comme nous l'avons prouvé, le répéter sans entendre tous ses éléments. Exemple : dites un peu vivement à un Chinois, *particulièrement*. Croyez-vous qu'il répétera ce mot? Non; vous direz donc alors qu'il est sourd. Prononcez le même mot à un Français affecté d'un certain degré de surdité, il n'entendra que *particulièrement*, et cependant il répétera *particulièrement*. En conclurez-vous qu'il n'a pas l'oreille dure?

C'est assez discuter un sujet aussi puéril. A la fin de l'année 1838 et en 1841, nous rendions compte à M. le Préfet et au Conseil général de l'état de notre élève; nous disions :

« Messieurs,

« Dans votre dernière assemblée, il y a une année, vous avez voté des fonds pour le traitement et l'éducation auriculaire et orale de trois sourdes-muettes. Une seule de ces infortunées m'a été confié : Célestine Haricot, de Logron, est entrée chez moi à la fin de décembre 1837. Elle fut de suite soumise à un traitement chirurgical peu douloureux, et bientôt j'ai vu avec la plus vive satisfaction son ouïe se développer assez pour percevoir tous les sons élémentaires de la parole. Son éducation auriculaire et orale fut commencée avec succès ; la voix s'est fait entendre avec pureté, et elle a été articulée pendant les premiers quatre mois d'une manière passable ; elle a pu être perçue par l'oreille même de Célestine, condition indispensable à des succès plus brillants.

« L'hiver a été contraire à la guérison de l'engouement de l'oreille moyenne, circonstance qui a un peu ralenti les progrès de notre jeune élève; mais au printemps son ouïe a pu percevoir le battement d'une montre éloignée à un pied du pavillon de l'oreille.

« C'est alors que j'ai cru devoir commencer l'étude de la lecture ; nous avions déjà fait des progrès dans celle de l'écriture, comme vous pouvez le voir en jetant un coup d'œil sur les phrases copiées que je joins à cette lettre. Aujourd'hui Célestine entend

(1) Voyez notre mémoire sur les *Éléments de la parole*, lu à l'Académie des sciences le 21 juin 1830.

bien, sa parole a acquis de la fermeté, et de jour en jour elle ajoute à ses connaissances dans la langue française.

« Le 15 août de cette année, elle fut visitée par M. Chasles, député, et M. Letellier, adjoint à la mairie de Chartres. Ces messieurs, membres du Conseil général, vous rendront un compte exact de la situation de cette jeune fille; ils vous diront que sa santé n'a pas souffert le moins du monde des moyens employés pour la guérison de son infirmité grave.

« Lorsqu'elle vous sera rendue, il vous sera facile, messieurs, d'apprécier les nombreux avantages qu'elle a trouvés dans mes soins assidus ; vous pourrez reconnaître la distance immense qui la sépare des sourds-muets instruits dans nos institutions de France.

« Honneur à votre département qui a pris l'initiative dans l'appui de l'entreprise que j'ai conçue, il y a déjà si long-temps, de rendre une partie des sourds-muets à la société en leur donnant les facultés d'entendre et de parler ! Soyez persuadés, messieurs, que pendant toute ma vie je ne cesserai un seul instant de me dévouer au soulagement des infortunées qui ont attiré toute votre sollicitude.

« J'ai l'honneur, etc. »

————

« Monsieur le Préfet,

« Des raisons que vous apprécierez sont la cause du retard que j'ai apporté à votre invitation. J'avais envoyé mon élève à ma ferme pour y prendre de l'exercice et jouir des bienfaits de l'air chaud et du soleil. J'ai été trompé dans mon attente. Cette enfant n'a trouvé à la campagne que la température et les frimas d'automne. Avant de vous écrire, Monsieur le Préfet, je voulais la revoir. J'attendais son père pour qu'il appréciât son ouïe et sa parole. Je voulais aussi lui demander s'il consentirait à laisser sa fille encore une année.

« Je suis à même maintenant de répondre à votre demande.

« Cette jeune fille continue d'entendre bien ; elle perçoit le simple battement d'une montre à deux pieds de son oreille ; elle parle fort distinctement; j'ai déjà eu l'honneur de vous écrire qu'elle avait fait sa première communion de vive voix. Elle sait lire ; elle connaît les premières règles de calcul. Il ne lui manque donc plus pour être comptée au nombre des enfants ordinaires, que de savoir la langue française complètement.

« Le grand obstacle que j'ai rencontré en elle, c'est son défaut de mémoire des mots. C'est là en général la grande difficulté que je trouve chez tous ces enfants qui recouvrent l'ouïe. Il faut aussi accuser chez eux, pendant les premières années de traitement, la lenteur avec laquelle l'ouïe se perfectionne, pour saisir les sons articulés et pour les lier entre eux et former des phrases.

« Cette lenteur tient aux variations de l'ouïe pendant les deux premières années de traitement. Ces remarques n'avaient pas encore été faites avant moi.

« Mon élève n'a pas encore atteint l'époque de la menstruation ; je désirerais que ce moment arrivât avant de la rendre à ses parents. Si vous pensez, Monsieur le Préfet, qu'il n'y ait aucun obstacle de la part du Conseil général, je garderai encore Célestine

Haricot pendant une année. Si elle rentrait chez des parents soigneux, bien logés, bien nourris, et qui pussent lui donner une maîtresse pour continuer son instruction, je ne verrais aucun inconvénient à la renvoyer aujourd'hui dans son village.

« J'ai l'honneur, etc. »

Pour compléter ce rapport, il ne nous reste plus qu'à faire connaître l'état définitif de Célestine. On pourra prendre connaissance dans nos ouvrages du mode d'instruction que nous avons fait connaître pour développer son ouïe, pour lui donner une parole distincte et accentuée, et enfin pour lui apprendre à lire facilement et correctement.

Nous avons déjà dit qu'après deux ans d'instruction, cette jeune fille avait fait sa première communion, et qu'elle avait rempli d'une manière satisfaisante et de vive voix tous les devoirs qu'exige cet acte religieux. Honoré Trézel, son maître, comme elle ancien sourd-muet, lui avait modifié et mis à sa portée intellectuelle le catéchisme ordinaire, et lui avait inculqué avec beaucoup de soins l'histoire du peuple de Dieu.

C'est aussi ce jeune homme qui lui a appris les quatre premières règles, qui lui a communiqué l'art de parler beaucoup mieux qu'il ne le possède lui-même, car lui n'a pas joui des avantages de nos méthodes de prononciation et de lecture.

Jamais Célestine n'a appris aucun des langages institués d'une manière si empirique pour l'éducation des sourds-muets, et quand bien même elle serait restée sourde-muette et qu'elle nous eût été confiée, elle aurait su lire par syllabes et non par lettres, et la lecture sur les lèvres l'aurait mise à même de communiquer avec tout le monde.

C'est cette instruction qui a été inculquée par Honoré Trézel aux frères Lebigre, au jeune de Tessière, à Benjamin Dubois, de Paris, à Esther Landry, de Gien, et à plusieurs autres enfants dotés de cet avantage avant leur admission à l'institution des Sourds—Muets de Paris.

Les parents de votre protégée, messieurs, vont placer leur fille dans une maison de Châteaudun, où elle apprendra de vive voix l'état de couturière.

Puisse votre exemple engager tous les départements à faire comme vous un léger sacrifice pécuniaire, non-seulement pour soulager quelques infortunés, mais pour doter la France de procédés chirurgicaux que nous avons simplifiés le plus possible, et d'un mode d'instruction, seul utile et profitable aux sourds-muets. Sans doute nous ne prétendons pas avoir atteint à toute la perfection désirable, il nous reste encore beaucoup à étudier ; mais ce que nous pouvons assurer, c'est que notre zèle et notre patience ne failliront pas. Quant aux sacrifices pécuniaires, nous en avons fait beaucoup, et il ne dépendra pas de notre volonté de les continuer.

DELEAU jeune.

Paris, le 15 mars 1843.

P. S. Nous avons traité en même temps que Célestine et donné l'ouïe à trois enfants moins âgés. Voici leurs noms : 1° Pilon, de Billancourt, près Paris, âgé de 9 ans ; 2° Jules Robert, de Paris, rue d'Astorg, âgé de 7 ans ; 3° Amédé Séon, de Lyon, âgé de 5 ans.

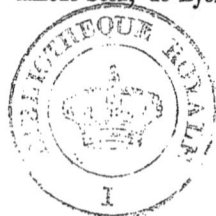

OUVRAGES DU MÊME AUTEUR.

1° *Sur le cathétérisme de la trompe d'Eustachi ;* mémoire qui démontre l'utilité de l'emploi de l'air atmosphérique dans le traitement des diverses espèces de surdité. Paris, 1828.

2° *Rapport* adressé aux membres de l'administration des Hospices de Paris, sur trois orphelins sourds-muets qui ont trouvé l'ouïe. *Bulletin universel des sciences,* juillet 1829.

3° *Nouvelle Dactylologie alphabétique et syllabique* pour commencer l'instruction des Sourds-Muets ; planches. Prix, 5 fr.

4° *Mémoire sur la perforation de la membrane du tympan.* Paris; 1822. Est épuisé.

5° *Mémoire sur l'abus du vomissement.* Prix, 1 fr 50 cent.

6° *Du danger des opinions exclusives dans le traitement du Choléra-Morbus.* Paris, 1832. Prix, 1 fr. 50 cent.

7° *Nouvelles recherches physiologiques sur les éléments de la parole.* Paris, 1838.

8° *Recherches pratiques sur les maladies de l'oreille et sur le développement de l'ouïe et de la parole chez les Sourds-Muets.* Paris, 1837, in-8° Prix, 8 fr.

Pour paraître.

1° *De la Surdité chez les personnes prédisposées à l'apoplexie ;*

2° *De la Saignée artérielle à la suite de violences reçues à la tête ;*

3° *Des Corps étrangers dans l'oreille moyenne ;*

4° *Du Rétrécissement des intestins inter-duodenum et rectum ;*

5° *Description d'un lithotome vrai ;*

6° *Des Erreurs des agriculteurs français, dans la culture identique des terrains de diverses natures et exposés à des températures différentes ;*

7° *Des Moyens de suppléer à la paille comme litière, dans les exploitations des terres en prés ;*

8° *De la formation et de la culture des prairies hautes.*

Paris. — Imp. de E.-B. DELANCKY, faub. Montmartre, 11.

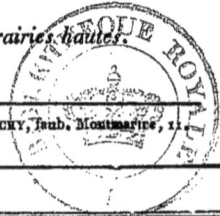